BEI GRIN MACHT SICH IHR WISSEN BEZAHLT

AF 138366

- Wir veröffentlichen Ihre Hausarbeit,
  Bachelor- und Masterarbeit

- Ihr eigenes eBook und Buch -
  weltweit in allen wichtigen Shops

- Verdienen Sie an jedem Verkauf

Jetzt bei www.GRIN.com hochladen
und kostenlos publizieren

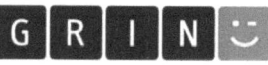

Sicherheit gewährleisten bei invasiver Heimbeatmung

Herausforderungen und Bedürfnisse von Pflegefachpersonen in Spitexorganisationen bei Einsätzen von invasiv heimbeatmeten Klienten

Ruth Cathry

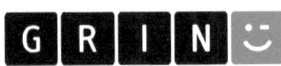

Bibliografische Information der Deutschen Nationalbibliothek:

Die Deutsche Nationalbibliothek verzeichnet diese Publikation in der Deutschen Nationalbibliografie; detaillierte bibliografische Daten sind im Internet über http://dnb.d-nb.de abrufbar.

ISBN: 9783346929433
Dieses Buch ist auch als E-Book erhältlich.

© GRIN Publishing GmbH
Trappentreustraße 1
80339 München

Alle Rechte vorbehalten

Druck und Bindung: Books on Demand GmbH, Norderstedt Germany
Gedruckt auf säurefreiem Papier aus verantwortungsvollen Quellen

Das vorliegende Werk wurde sorgfältig erarbeitet. Dennoch übernehmen Autoren und Verlag für die Richtigkeit von Angaben, Hinweisen, Links und Ratschlägen sowie eventuelle Druckfehler keine Haftung.

Das Buch bei GRIN: https://www.grin.com/document/1387461

Sicherheit gewährleisten bei invasiver Heimbeatmung

Im Fokus stehen die Herausforderungen und Bedürfnisse
von Pflegefachpersonen HF in Spitexorganisationen
bei
Einsätzen von invasiv heimbeatmeten Klienten und Klientinnen

„Die grösste Herausforderung war, Sicherheit zu erlangen"

(Aussage einer Pflegefachperson HF)

Qualifikationsarbeit CAS Palliative Care Universität
Luzern

Ruth Cathry

Steinen, April 2023

Inhaltsverzeichnis

1. Einleitung, Begriffe, Motivation, Fallbeispiel, Fragestellung

1.1 Einleitung 5

1.2 Begriffserläuterungen 6

1.3 Motivation..8

1.4 Fallbeispiel 8

1.5 Fragestellung 10

2. Probleme, Ziele, Methodik

2.1 Probleme...11

2.2. Ziele 12

2.3 Methodik 12

3. Klinische Medizin, Ethik, Recht

3.1 Klinische Medizin 12

3.2 Ethische Prinzipien, bevor eine invasive Beatmung begonnen wird.......................13

3.3 Rechtslage bei invasiver Beatmung 13

4. Geschichte, Heute, Zukunft

4.1 Geschichte der Beatmung...13

4.2. Heutige Situation...14

4.3 Herausforderungen in der Zukunft..14

5. Veränderungen der Lebensaktivitäten mit invasiver Beatmung 14

6. Aufgaben, Kommunikation, Herausforderungen, Anforderungen

6.1 Mögliche Aufgaben einer Pflegefachperson HF in einer Spitexorganisation............16

6.2. Herausforderungen bei Einsätzen mit technisch unterstützten Therapien..............17

6.3 Anforderungen an die Pflegefachpersonen HF bei invasiver Heimbeatmung..........17

7. Auswertung des Fragebogens an die Pflegefachpersonen HF

7.1 Antworten der Bereichsleiter Pflege und Pflegefachpersonen HF 18

7.2 Problematiken und Herausforderungen bei invasiver Heimbeatmung 18

7.3 Fazits 20

8. Empfehlungen

8.1 Anmeldung 20

8.2 Angebot und Möglichkeiten einer Spitex 21

8.3 Vor dem Spitalaustritt 22

8.4 Infrastruktur und Material 22

8.5 Schulungen 23

8.6 Notfallblatt 23

8.7 Erster Tag der Heimkehr 24

8.8 Kommunikation 24

8.9 Persönliche Möglichkeiten...24

9. Schlussfolgerungen und Aussichten

9.1 Schlussfolgerungen 25

9.2 Aussichten..25

Literaturverzeichnis

Anhänge

Abstract

Schlüsselwörter: Palliative, Technik , Anforderungen, Spitex, Herausforderungen, Zukunft

Die Diagnose einer chronisch progredienten Erkrankung löst bei den Betroffenen Verunsicherung, Ängste und Verzweiflung aus.

Bei einer neuralen oder pulmonalen Erkrankung kann eine technisch unterstützte Therapie die Lebensqualität erhalten oder verbessern. Es kann sein, dass die Lebenszeit mit verbesserter Lebensqualität durchaus verlängert werden kann. Dies ist ganz im Sinne der Palliativ Care, welche die Betroffenen im gesamten Spektrum des Menschseins wahrnimmt.

Ziel der Palliative Care ist, dem Leben mehr Inhalt zu geben und nicht dem Leben mehr Tage.

Die Aufenthaltsdauer im Spital wird zunehmend kürzer, auch wenn eine technisch unterstützte Therapie, kurz- oder längerfristig, weitergeführt werden soll. Im Spitex Alltag einer Pflegefachperson HF steigen die Anforderungen an das Wissen und die Handhabungen der verschiedenen technischen Möglichkeiten.

Dies ist eine Herausforderung für die Spitexorganisationen. Wie sieht die Schulung vor den Einsätzen aus? Wie wird die Sicherheit im Umgang mit den technisch unterstützten Therapien erlangt? Wie kann die Begleitung der Pflegefachpersonen HF in und nach den Einsätzen erfolgen?

Diese stehen vor der Herausforderung in hochkomplexen Situationen mit technisch unterstützter Therapie, die Gesamtsituation zu erfassen, Ruhe zu bewahren und den Betroffenen Sicherheit zu geben.

Pflegefachpersonen HF, die mit den technisch unterstützten Therapien überfordert werden, können die Freude am Beruf verlieren.

Schulungen, begleitete Einsätze, eine offene Kommunikationskultur im Team können die Sicherheit gewähren, dass die Pflegefachpersonen HF ihren Beruf weiter ausüben. Sie fühlen sich dadurch sicher und begleitet. Diese Sicherheit überträgt sich wiederum auf die Betroffenen. Das Ziel einer umfassenden Begleitung kann gewährleistet werden.

Diese Arbeit zeigt auf, wo Verbesserungen möglich sind.

1. Einleitung, Begriffe, Motivation, Fallbeispiel, Fragestellung

1.1 Einleitung

In der ersten Phase einer chronischen Erkrankung besteht die Behandlung aus kurativen wie palliativen Massnahmen. Mit den heutigen technischen Hilfsmitteln kann sowohl eine Verbesserung der Lebensqualität wie, auch zum Teil, eine Lebensverlängerung erreicht werden.

Die technikunterstützten Therapien stellen an die Spitexorganisationen hohe Anforderungen. Sie müssen den angeforderten Kompetenzen entsprechendes Personal einstellen und Schulungen anbieten. In der heutigen Zeit des Fachkräftemangels ist dies eine Herausforderung.

Die Techniken die im Spital eingesetzt werden verlagern sich zunehmends in den Heimbereich der Betroffenen. Die Spitalaufenthalte können dadurch verkürzt werden. Aus finanzieller Sicht sind die Krankenkassen dadurch weniger belastet. Aus der Sicht der Klientinnen und Klienten, ist der Aufenthalt im eigenen Heim oft angenehmer.

Im Home Setting der Palliativ Care haben diese Heimtherapien durchaus Vorteile. notfallmässige Spitaleinweisungen können minimiert werden.

Der Aufwand und die Belastung eines Transportes zu einer Behandlung im Spital sind für die Betroffenen anstrengend, zeitlich und organisatorisch aufwändig. Teilweise müssen die Klienten oder Klientinnen liegend mit der Ambulanz transportiert werden. Abgesehen vom Aufwand eines solchen Transportes ist dies je nach Krankenkassenversicherungs-abschluss eine Kostenfrage für die Betroffenen.

Beispiele mit pflegetechnisch unterstützter Therapie:

Mit einer **Thorax Drainage** kann die angesammelte Flüssigkeit in der Lunge frühzeitig abgelassen werden, bevor sich eine Dyspnoe und Angstzustände entwickeln. Wiederkehrende Punktierungen im Spital können vermieden werden.

Mit einem **Peripherally Inserted Centralvenous Catheter** = Peripher eingeführter zentralvenöser Katheter **(PICC)** können Infusions- oder Nährlösungen zu Hause verabreicht werden. Die Lösungen laufen über eine gewisse Zeit via Infusomat. Dieser wird von den Klienten oder Klientinnen, den An- und Zugehörigen oder der Pflegefachperson HF bedient.

Mobile Sauerstoffgeräte mit Flüssigsauerstoff oder mit einem Sauerstoffkonsentrator werden z.B. bei einer chronischen, obstruktiven Lungenerkrankung = Chronic Obstructive Pulmonary Disease = COPD eingesetzt.

Continuous positive airway pressure (CPAP) = Kontinuierliche Atemwegsüberdruck Geräte werden zur Behandlung einer Schlafapnoe eingesetzt. Diese Geräte werden oft von den Klienten oder Klientinnen selber bedient. Die Pflegenden müssen dennoch über die Geräte Bescheid wissen.

Dies alles erfordert spezielle Schulungen. Je nach Kompetenzen betrifft dies die Hilfspflegepersonen mit einem Pflegegrundkurs des **S**chweizerischen **R**oten **K**reuzes(SRK), **Fa**chpersonen **Ge**sundheit EFZ (FaGe) und/ oder die **Pf**legefachpersonen Höhere Fachschule die in einer **S**pitex arbeiten (PFS). Die SRK, FaGe und PFS müssen in der Lage sein, Angehörige, Klienten oder Klientinnen mit den technischen Hilfsmitteln zu unterstützen, Sicherheit zu vermitteln und im Notfall zu handeln.

Das Hauptthema dieser Arbeit ist die Sicherheit bei invasiver Heimbeatmung. Die Autorin hat in solchen Einsätzen eigene Erfahrungen gesammelt. Sie empfindet diese Art der Therapie für alle Betroffenen als herausfordernd; sei dies für die Klienten oder Klientinnen, die An- und Zugehörigen oder die beigezogenen PFS einer Spitexorganisation.

Bei den Betroffenen spielen eigene Erfahrungen eine grosse Rolle:
• Sind eigene Erfahrungen mit Atemnot oder Ängsten gemacht worden?
• Sie können Angst haben, bei der Behandlung etwas falsch zu machen.
• Sie sind unsicher im Umgang mit einer Beatmungsmaschine.

Je nach sozialer Situation in dem die Klienten oder Klientinnen sind, kann dies eine zusätzliche Herausforderung für die Betroffenen sein.

Die Autorin erforscht die Herausforderungen und die damit verbundenen Bedürfnisse der PFS hinsichtlich der zu gewährenden Sicherheit einer invasiven Heimbeatmung.

1.2 Begriffserläuterungen
Klient, Klientin
Im Spital ist der Begriff Patient oder Patientin üblich. In der Spitex wird von Klient oder Klientin gesprochen.

Pflegefachperson HF in der Spitex
Frühere Diplomausbildungen sind der heutigen Tertiär Ausbildung gleichgestellt. Mögliche Diplome, die vom Schweizerischen Roten Kreuz als HF anerkannt werden:
• Kinder-Wöchnerinnen und Säuglings- Schwestern oder Pfleger (KWS)
• Allgemeine Krankenpflege (AKP)
• Gemeindekrankenschwester (GKP)

• Diplomniveau 2 (DN2) und Diplomniveau 1(DN 1) mit zwei Jahren Berufserfahrung

Tracheotomie

Die Tracheotomie ist die künstliche Öffnung der Luftröhre nach Aussen. Meist wird die Öffnung auf der Höhe der Schilddrüse angelegt (Schmidt, Zimmer, 2005 S.198).

Tracheostoma

Das Tracheostoma ist eine operativ geschaffene Verbindung zwischen äusserem Luftraum und der Luftröhre durch die Halsweichteile. Es ist das Ergebnis der Tracheotomie (Bronislaw, 2020 S.394).

Trachealkanüle

Die Trachealkanüle ist ein Röhrchen zum Offenhalten des Tracheostoma und damit zum Freihalten der Luftwege. Die Trachealkanüle wird nach einer Tracheotomie durch die Luftröhrenwand unterhalb des Kehlkopfes eingeführt (Bronislaw, 2020 S.393).

Cuff

Der Cuff ist der am Ende einer Trachealkanüle befindliche Ballon mit einer runden oder bauchigen Form. Er wird von aussen über eine Zuleitung mit Luft gefüllt = Cuffen. Er dichtet die Luftröhre ab, damit die zugeführte Luft nicht nach oben oder neben der Trachealkanüle entweichen kann. Ebenfalls verhindert der Cuff bei einer Schluckstörung = Dysphagie, dass das aspirierte Material nicht in die tiefen Luftwege gelangt. Beim Einsatz des Sprechventils muss der Ballon entleert werden= Entcuffen damit die Luft durch den Kehlkopf ausströmen kann und die Stimmbildung möglich ist (Bronislaw, 2020 S.89).

Cuff Druck

Der Cuff Druck im Ballon wird mit einem Cuffmanometer gemessen. Empfohlen wird ein Wert von 25- 30 mbar. Mit dem Cuffmanometer kann ein Druckausgleich gemacht werden (Bronislaw, 2020 S.64).

Beatmung

Die Beatmung ist die „Unterstützung oder Ersatz der spontanen Atemtätigkeit durch den periodischen Einsatz von künstlich erzeugtem Überdruck in den Atemwegen. Durch den Überdruck werden die Alveolen gedehnt und mit Luft gefüllt. Die Beatmung wird manuell mit einem Beatmungsbeutel oder maschinell durch ein Beatmungsgerät durchgeführt" (Schmidt, Zimmer, 2005 S.199).

Invasive Beatmung

Die invasive Beatmung ist eine maschinelle Beatmung, die durch einen Endotrachealtubus durch die Nase oder via Trachealkanüle durch ein Tracheostoma erfolgt (Bronislaw, 2020 S.185).

ParaHelp

Die ParaHelp ist eine auf querschnittgelähmte, spezialisierte Beratung in ihrem Zuhause. In dieser Arbeit wird die Fachfrau für Heimbeatmung, Frau L. (Frau L.) zitiert. **Palliative Care**

Die Lehre der Palliative Care ist, das Sterben als einen natürlichen Prozess anzusehen.

• Sie verschafft Linderung von Symptomen und reduziert diagnostische und therapeutische Massnahmen auf das Nötigste.

• Sie schliesst physische, psychische und spirituelle Aspekte in die Versorgung der Klienten oder Klientinnen mit ein.

• Die Lebensqualität ist wichtiger als die Lebensdauer. Sie bietet den Betroffenen Unterstützung und Beratung in der Zeit der Krankheit und der Trauer an (Barbara Steffen-Bürgi 2007 S.30).

• Die Palliative Care gibt den Betroffenen Unterstützung, Beratung und Begleitung während der Sterbephase.

1.3 Motivation

Die Autorin arbeitet in einer ländlichen, öffentlichen Spitex. Die Zunahme der technischen Möglichkeiten im eigenen Heim ermöglicht es, den Klienten oder Klientinnen länger in ihrem gewohnten Zuhause leben zu können. Um die technisch unterstützten Therapien zu Hause weiterführen zu können, braucht es ein Netzwerk von betreuenden Personen und Institutionen. Eine Spitexorganisation wird häufig als erste Institution miteinbezogen.

Um die technischen Geräte zu bedienen und die Betroffenen kompetent zu begleiten, braucht es eine gezielte Vorbereitung und Begleitung während und nach den Einsätzen der PFS.

Nach einer Anmeldung eines invasiv beatmeten Klienten, entstand in dem sonst lösungsorientierten Team der PFS, in der die Autorin arbeitet, eine Diskussion über die Lebensqualität eines invasiv heimbeatmeten Klienten und Sorgen der Einsatz-bewältigung. Sie spürte heraus, dass die Kolleginnen grossen Respekt vor der neuen Situation hatten.

In dieser Arbeit wird explizit auf die invasive Heimbeatmung eingegangen.

Die Empfehlungen, die durch diese Forschung entstehen, sollten auf andere technisch unterstützende Therapien ebenso angewendet werden können.

1.4 Fallbeispiel

In einer Spitex Organisation wird ein 45- jähriger Klient betreut, der durch eine Enzephalitis im Kleinkindalter zerebrale, motorische Beeinträchtigungen hat.

Spastiken, sowie unkontrollierbare Bewegungen der Arme und Beine erschweren die Pflege. Die Spastiken verursachen ihm starken Schmerzen, die durch Strecken der Glieder gemildert werden können. Durch eine Skoliose hat er im Verlauf seines Lebens eine restriktive Ventilationsstörung entwickelt. Diese wurde bis ins Jahr 2022 nachts mit einer Bi- Level Bisphasic Positive Airway Pressure = biphasischer positiver Atemwegsdruck (BIPAP) via Nasenmaske behandelt. Nach einer Operation vor zwanzig Jahren im Hirnbereich konnte er nicht mehr sprechen. Der Grund dafür war unbekannt. Mithilfe seiner Augenbewegungen kann er am Computer Texte verfassen und so mit der Umwelt in Kontakt treten. Durch schliessen oder öffnen der Augen kann er auf « Ja » oder « Nein » Fragen antworten. Seit Krankheitsbeginn wurde er stets von Angehörigen betreut. In dieser Zeit benötigten die Angehörigen morgens und abends Unterstützung zur Körperpflege und zum Transfer des Klienten in den Rollstuhl oder ins Bett. Diese Einsätze wurden von allen Pflegemitarbeitenden der Spitex durchgeführt. Im Jahr 2022 erkrankte er an einer Pneumonie. Im Spital wurde eine invasive Beatmung vorgeschlagen, da seine Atmung zusehends instabiler wurde. Er war mit dem Beginn einer Dauertherapie einverstanden. Damit erholte sich seine Atmung und allgemeine Verfassung. Der Austritt konnte geplant werden. Die Angehörigen wurden in der Rehaklinik für die invasive Heimbeatmung geschult. Unter invasiver Beatmung, entcuffter Kanüle und mit einem Sprechventil versehen, hatte er wieder genügend Kraft ein paar Worte zu sprechen. Aus seiner Sicht war dies eine deutliche Verbesserung der Lebensqualität.

Vorbereitung einen Monat vor seinem Austritt

Die Fallführende (FF) PFS besuchte ihn in der Reha Klinik und konnte einen Einblick in die Pflege mit invasiver Beatmung machen. Ihre positiven Rückmeldungen waren für das Team wertvoll. Mit Frau L. der ParaHelp wurde innerhalb der Spitex eine Weiterbildung von drei Stunden geplant und durchgeführt. Sie zeigte an einer Puppe die Technik des endotrachealen Absaugens und stellte die Trachealkanüle, die er erhalten hatte, vor. Sie erklärte, wann gecufft oder entcufft werden muss. Sie erklärte uns theoretisch und praktisch das Zusammensetzen sowie das Handhaben des Beatmungsbeutels.

Heimkehr

Als der Klient nach Hause kam, fand zeitgleich die Instruktion des invasiven Heim-beatmungsgerätes in seiner Stube statt. Zwei PFS, eine Fachperson der ParaHelp, der Lungenliga und der Fachmann des Beatmungsgeräte Herstellers waren vor Ort. Zwischen viel geliefertem Material und hektischer Atmosphäre wurde die Instruktion des Heim-beatmungsgerätes durchgeführt. Die Angehörigen des Klienten waren ermüdet von der langen Zeit im Spital. Sie fanden sich mit dem vielen neuen Material schwer zurecht und suchten Verstauungsmöglichkeiten in der Wohnung. Der Klient war sichtlich glücklich, wieder im eigenen Heim zu sein. Seine Mimik machte seine Freude deutlich erkennbar.

Auftrag an die Spitex

Der Auftrag des Klienten war, weiterhin den Angehörigen Unterstützung bei der Körperpflege und der Mobilisation zu geben. Diese baten um zusätzliche Unterstützung bei der Handhabung des Heimbeatmungsgerätes und der Behandlungspflege des Tracheostoma. Die Einsätze wurden aufgrund der Kompetenzen nur noch durch die PFS ausgeführt.

Kommunikation

Die Angehörigen und der Klient stammen aus dem ehemaligen Jugoslawien. Der Klient kam mit seinem Vater und einer Schwester im Teenageralter in die Schweiz und versteht Schweizerdeutsch. Seine zweite pflegende Angehörige kam vor ein paar Jahren in die Schweiz, um ihn zu pflegen. Sie versteht und spricht die einfache Schriftsprache. Die sprachliche Barriere zwischen der Angehörigen und den Spitexmitarbeitenden konnte und kann zu Missverständnissen führen.

Planung

Im Jahr 2022 bestand das Team der PFS aus fünf Personen. Morgens und abends einen Einsatz abzudecken wurde für die Planung zur Herausforderung.

1.5 Fragestellung

In der im Fallbeispiel zugezogenen Spitex wurden von den PFS folgende Stressfaktoren genannt:

• Die Unsicherheiten in der Handhabung der Geräte

• Das Ablesen und Interpretieren der Atemzugsvolumen Werte am Gerät, das Interpretieren der Werte und die daraus nötigen Handlungen ableiten

• Gegenseitig fehlendes Vertrauen zwischen den pflegenden Angehörigen und der PFS während des Einsatzes

• Die erschwerte Kommunikation mit den Betroffenen aufgrund der mangelhaften Sprachkenntnissen

• Die Forderung des Klienten, immer den gleichen Ablauf der Pflege einzuhalten, auch wenn der Ablauf aus pflegerischer Sicht einfacher für ihn gewesen wäre

• Die Angst, Fehler in der Behandlung des Klienten zu machen

Bei der Literaturrecherche fand die Autorin keine Zeile, in der sich die PFS in den Belangen der technischen Herausforderungen Unterstützung wünschen würden. Es scheint der Autorin, dass es als Selbstverständlichkeit angesehen wird, dass eine PFS alle

Therapieformen technisch und pflegerisch, nach kurzer Anleitung beherrscht.
Die Autorin erforscht die Thematik der technischen Herausforderungen anhand der
invasiven Heimbeatmung. Die technisch unterstützenden Therapien beginnen meist in der
Anfangsphase der Palliative Care und begleiten die Klienten und Klientinnen und deren
An- und Zugehörigen über den gesamten Verlauf der Erkrankung bis zum Tode.
Die invasive Beatmung, als palliative Therapie (z.b. bei ALS), wurde im Fragebogen an die
PFS mehrheitlich befürwortet.

2. Probleme, Ziele, Methodik

2.1 Probleme

Die hochkomplexe Gesamtsituation bei einer invasiv heimbeatmeten Person, erfordert von
den PFS Erfahrung und Sicherheit im Umgang mit technischen Hilfsmitteln. Die PFS muss
die Veränderungen der alltäglichen Lebensaktivitäten mit einem Tracheostoma kennen.
Die An- und Zugehörigen werden immer in die Betreuung und Pflege miteinbezogen. Dies
erfordert von der PFS ebenso gute Kenntnisse im sozialen Bereich.
Einsätze mit invasiver Heimbeatmung kommen in der Non-Profit Spitex eher selten vor.

„Im 2022 waren es 62 Klienten, die von der Parahelp betreut wurden. Davon leben
56 Klienten und Klientinnen zu Hause, die anderen in Pflegeinstitutionen, diese
betreue ich ebenfalls. Jedoch werden auch von anderen Spitälern invasiv beatmetes
Klientel entlassen und weiter betreut. Diese Anzahl ist nicht bekannt" (Frau L.).

Die allgemein eingesetzten technisch unterstützten Therapien und die Herausforderungen
an die PFS werden jedoch zunehmend grösser. Die Autorin möchte jedoch darauf
hinweisen, dass das selbständige Arbeiten und Handeln den Beruf als PFS durchaus
attraktiv machen kann. Die neuen Techniken sind nicht als negativ zu werten. Bei guter
Vorbereitung können sie den Arbeitsalltag einer PFS auch erleichtern.
Die Atmung als lebenswichtige Funktion aufrecht zu erhalten ist technisch möglich. Für
alle Beteiligten ist diese Therapie jedoch eine hochemotionale Herausforderung.
Aus all den gesammelten Gründen und eigenen Erfahrungen findet die Autorin, dass die
Sicherheitsaspekte der PFS näher betrachtet werden sollen.

„Die hochkomplexe Situation der invasiv heimbeatmeten Klienten und Klientinnen
ist eine Herausforderung. Soziale, medizinische sowie pflegerische Bereiche der
Klienten und Klientinnen und deren An- und Zugehörigen müssen miteinbezogen
werden" (Frau L.).

Das ganze Spektrum der sozialen, medizinischen sowie pflegerischen Bereiche zeigt sich in der palliativen Behandlung. Sie unterstützt und begleitet von der Anfangsphase der Erkrankung bis und mit dem Tode.

2.2 Ziele

Das Ziel dieser Arbeit ist:
Die vorhandenen Möglichkeiten zu erforschen und aufzuzeigen, die nötig sind, um die Sicherheit in Bezug auf die pflegerischen und technischen Fertigkeiten der PFS in der invasiven Heimbeatmung zu fördern und sicherzustellen.

Was soll aus dieser Forschung entstehen?
Die Empfehlung einer möglichen, vorausschauenden Planung bei einer Anmeldung mit invasiver Heimbeatmung.
Die Empfehlung einer möglichen Schulung, zum Erlangen der Sicherheit einer PFS bei invasiver Heimbeatmung.
Diese Empfehlungen können möglicherweise auch auf andere technisch unterstützte Therapien angewendet werden.

2.3 Methodik

Zur Erforschung dieser Thematik erstellte die Autorin einen Fragebogen online. Dieser wurde an neun Spitex Organisationen, mit und ohne Einsätze bei invasiver Heimbeatmung gesandt. Die Fragen richteten sich an die PFS. Mit der Fachperson für invasive Heimbeatmung der ParaHelp, Frau L., hat die Autorin ein Interview gemacht. Antworten aus dem Interview, werden in die Arbeit einfliessen.
Zu den ethisch-rechtlichen Themen, der Historie der Beatmung und zu beatmungs-relevanten, physischen Symptomen recherchierte sie in der Literatur.

3. Klinische Medizin, Ethik, Recht

3.1 Klinische Medizin

Unter stationären Bedingungen eine Beatmung zu beginnen oder zu beenden, ist immer Auslöser von schwierigen Diskussionen. Diese beinhalten medizin- prognostische, sowie ethische und juristische Aspekte. Diese müssen miteinander verbunden angeschaut werden (F. Erbguth, 2019 S.134). Juristische Unsicherheiten und ethische Kompro-mittierungen entstehen auch, wenn entscheidungsfähige Patienten selbst, oder ihre Betreuer eine Beendigung der Beatmung fordern (F. Erbguth, 2019 S.134).
Durch die Entwicklung von handlichen, invasiven Heimbeatmungsgeräten ist heute auch

eine Beatmung im ausserklinischen Bereich möglich. Dies kann durch eine Masken- oder einer invasiven Beatmung via Tracheostoma ermöglicht werden. Auch in diesem Zusammenhang entstehen juristische und ethische Fragen (F. Erbguth, 2019, S.135).

3.2 Ethische Prinzipien bevor eine invasive Beatmung begonnen wird

Die Situation muss mit ethischen Fragen geklärt werden:

• Wie sieht die Medizinische Prognose des Patienten aus?

• Wie ist die psychosoziale Situation des Patienten?

• Wie ist die Situation der An-und Zugehörigen?

• Wie lässt sich das Vorgehen bei Verschlechterung des Gesundheitszustandes zur Beendigung der invasiven Beatmung definieren (F. Erbguth 2019 S.135)?

3.3 Rechtslagen bei invasiver Beatmung

Der Anspruch der Ärzte und des Pflegepersonals, alles Mögliche tun zu müssen, kann auch rechtliche Folgen haben. Denn jeder diagnostische oder therapeutische Eingriff ohne Einwilligung ist strafbar, sofern es keine sofort erforderliche Notfallhandlung ist. Patienten oder Patientinnen müssen mündig und urteilsfähig sein. Sie müssen ausreichend über die Konsequenzen des Entscheids aufgeklärt werden, um zustimmen zu können, dass eine invasive Beatmung begonnen oder das Therapieziel geändert wird. Diese Änderung hat zur Folge, dass die Beatmung nicht begonnen oder eingestellt wird (F. Erbguth 2019 S.135). Die Beendigung einer begonnen Beatmung ist in keiner üblichen Patientenverfügung ausgeschrieben. Dies muss selber formuliert werden. Es ist wichtig, dass der Zeitpunkt, an welchem die Therapiezieländerung vorgenommen werden soll, in der Patientenverfügung definiert ist. Diese kann vom Verfasser widerrufen werden.

Im Anhang ist ein Modell einer möglichen Patientenverfügung.

4. Geschichte, Heute, Zukunft

4.1 Geschichte der Beatmung

Erstbeschreibungen von Mund-zu-Mund-Beatmungen fand die Autorin im Jahr 1744. Im Jahr 1773 wird erstmals eine mechanische Wiederbelebung beschrieben (Romero, 2020 S.20). Im 19. und 20. Jahrhundert entwickelte sich die mechanische Beatmung enorm. In den Bereichen der Notfall- und Langzeitbeatmung (Windisch, 2021). 1920 wurde die Eiserne Lunge entworfen. Der Patient lag auf einer Matratze in einem Behälter aus Stahl. Der Kopf lag ausserhalb dieses Kessels. Der Kessel bewegte die Thoraxwand. Die Thoraxwand wurde mit dem Unterdruck angezogen, somit füllte sich die Lunge mit Luft.

Dies war das erste nichtinvasive Beatmungsgerät, das im häuslichen Bereich eingesetzt wurde (Romero, 2020,S.58). Seit Anfang der 1980er Jahre wurde die CPAP mittels Gesichtsmaske zur Behandlung des obstruktiven Schlaf- Apnoe Syndroms eingesetzt. Dies war ein weiterer Erfolg in der nichtinvasiven Heimbeatmung. Das Gerät wird heute noch bei chronischen Atemwegserkrankungen eingesetzt (Windisch, 2021).

4.2 Heutige Situationen

Heutzutage werden die Klienten und Klientinnen mit einer Überdruckbeatmung therapiert. Invasiv Beatmet werden z.b. Klienten und Klientinnen mit:

• chronischer, hyperkapnischer, respiratorischer Insuffizienz
• nach erfolglosem Weaning (Entwöhnung vom Respirator)
• Neuromuskuläre Erkrankungen
• Tetraplegiker und Tetraplegikerinnen

4.3 Herausforderungen in der Zukunft

• Die Finanzierbarkeit der ausserklinischen Beatmung im Gesundheitswesen
• Medizinethische Fragen bei chronischen, fortgeschrittenen Erkrankungen
• Gesundheitsbezogene Lebensqualität
• Die Sicherstellung der Betreuung im ambulanten Setting (Windisch, 2021)

Im Gespräch mit Frau L. geht hervor, dass sie eine Zunahme von invasiver Beatmung bei älteren, multiplen, chronisch Erkrankten feststellt. Offizielle Schweizer Zahlen oder Statistiken im Bereich der invasiven Heimbeatmung fehlen.

Eine Spitex in die Betreuung von invasiven Heimbeatmeten miteinzubeziehen macht aus der Sicht von Frau L. aus folgenden Gründen Sinn:

„Assistenzpersonen können kündigen und die Betroffen verlassen. Die Spitex hat den Auftrag, die Einsätze auszuführen" (Frau L.).

Ein Abbruch der Einsätze seitens der öffentlichen Spitex muss schwerwiegende und belegbare Gründe haben.

5. Veränderungen der Lebensaktivitäten bei invasiver Beatmung

In Anlehnung des „Lebensaktivitäten- Modells" nach Nancy Roper.

Schleimproduktion

Die Atemluft wird nicht mehr durch die oberen Atemwege angefeuchtet. Durch die Reizung der Kanüle und der trockenen Luft produzieren die Schleimhäute in der Trachea mehr

Schleim. Dieser muss regelmässig abgesaugt werden, um eine Blockierung der Trachealkanüle zu vermeiden.

Atemwegsbefeuchtung

Die Atemluft muss befeuchtet werden, damit keine Ablagerungen und Verkrustungen an der Schleimhaut der Luftröhre entstehen können. Diese Ablagerungen werden Borken genannt. Beim Ablösen der Borken von der Schleimhaut, kann es zu Blutungen in die Trachea kommen. Das Befeuchten der Trachea wird mit regelmässigem Inhalieren z.b. mit Natrium Chlorid 0.9% (NaCl 0.9%) gemacht. Das aktive Befeuchtungsgerät kann nur an das stationäre Heimbeatmungsgerät angeschlossen werden.

Husten und Pressen

Da kein Druckaufbau vom Zwerchfell möglich ist, ist das Husten und Pressen eingeschränkt. Der Schleim kann somit schlecht abgehustet werden und die oberen Atemwege können nicht durch „Schnäuzen" gereinigt werden. Frau L. erwähnte den In- Exsufflator = Hustenassistent.

„Das Gerät bläst viel Luft in die Lunge und saugt diese wieder ab. Viele der Betroffenen bevorzugen diese Variante anstelle des manuellen Absaugens."

Durch die fehlende Bauchpresse ist auch der natürliche Vorgang beim Stuhlen eingeschränkt, es besteht die Gefahr einer Obstipation.

Kommunikation

Die Stimmbildung ist mit dem Sprechventil möglich. Die Kommunikation kann dennoch erschwert sein. Die Kreativität zur Erhaltung einer Kommunikation ist gefragt.

Essen und Trinken

Durch die Trachealkanüle ist der Schluckakt erschwert und verlangsamt. Im Normalfall kann ein Heimbeatmeter oder eine Heimbeatmete normal essen. Durch die Trachealkanüle ist der Schluckakt jedoch verlangsamt. Das Schlucken muss eingeübt werden. Der Geruchs- und Geschmackssinn kann gestört sein. Denn um riechen oder schmecken zu können, muss Luft über die Geschmacksknospen und durch die Nase strömen können.

Haut- und Körperpflege

Die Haut um das Tracheostoma kann durch austretenden Schleim oder durch die Halterungsplatte der Kanüle gereizt oder entzündet sein. Um dies möglichst zu vermeiden, muss der Verband um das Tracheostoma mindestens einmal täglich gewechselt werden. Zur Hautpflege können Fettsalben oder spezielle Stoma Pflegeprodukte verwendet werden. Es kann vor allem durch die Manipulation der Trachealkanüle zu überschiessendem Granulationsgewebe am Rande des Tracheostoma kommen. Granulationsgewebe ist gut durchblutet und die Gefahr, dass es beim Verbandwechsel blutet, ist somit erhöht.

Sinn finden

Das Körperbild verändert sich. Wie ist es, ein Loch im Hals zu haben? All diese Veränderungen können zur psychischen Belastung werden(Lang, 2017 S.77-78).

6. Aufgaben, Kommunikation, Herausforderungen, Anforderungen

6.1 Mögliche Aufgaben einer Pflegefachperson HF in einer Spitexorganisation

• Sie übernimmt die Pflege und Betreuung bei Klienten und Klientinnen in einfachen und komplexen Situation.

• Sie trägt im Rahmen der gesetzlichen und betrieblichen Vorgaben zur Sicherstellung einer bedarfs- und fachgerechten Pflege bei.

• Sie übernimmt die Betreuung und Beratung bei den Klienten und Klientinnen, unter Einbezug und Berücksichtigung des sozialen Umfeldes.

• Sie arbeitet intra- und interdisziplinär und ist im steten Austausch mit ihren Vorgesetzten (Ausschnitte aus dem Stellenbeschrieb der Autorin).

Nach einer Weiterbildung eines Abklärungsinstrumentes kann die PFS als Fallführende PFS eingesetzt werden:

• Sie geht als erste vor Ort, um die Bedarfsabklärung zu machen.

• Sie erstellt die Pflegeplanung und verknüpft diese mit der Einsatzplanung.

• Sie berechnet die Zeit für die zukünftigen Einsätze.

• Sie benennt für die Einsatzplanung die nötige Qualifikation der Pflegenden.

• Sie erstellt das Leistungsplanungsblatt und das Bedarfsformular für den zuständigen Arzt.

• Sie ist erste Ansprechperson bei Problemen und Anliegen der Kunden und Kundinnen, deren An- und Zugehöriger und dem Spitex Pflegepersonal.

• Sie hält die Fäden in der Hand und ist im regelmässigen Austausch mit allen beteiligten Personen und Institutionen.

• Sie organisiert Rundtischgespräche und arbeitet lösungsorientiert zum Wohl aller Beteiligten.

• Bei Problemen, die sie nicht selber lösen kann, holt sie sich Unterstützung bei der Bereichsleitung Pflege.

6.2 Herausforderungen bei Einsätzen mit technisch unterstützten Therapien

Diesen Abschnitt schreibt die Autorin aus eigener Erfahrung.

Die Firma der Geräte stellt Personen zur Verfügung, die eine Instruktion für die PFS machen. In der Spitex in der die Autorin arbeitet, besuchen wenn möglich zwei PFS die Instruktion.

• Diese Instruktionen finden fast immer unter Zeitdruck statt.

• Die PFS müssen viele Informationen aufnehmen und notieren. Dies kann zu Fehlern in der Weiterleitung führen.

Was kann aus dem Zeitdruck resultieren? Wenn das Gerät beim Einsatz nicht in Betrieb genommen werden kann, löst dies Gefühle der Unsicherheit bei der PFS und den Betroffenen aus.

Was bei einem Gerätenotfall machbar ist: Die zuständige Person der Firma kann auch nach der ersten Schulung angerufen werden, um Fragen zu klären. Für den Notfall gibt es eine 24h Notfallnummer, die kontaktiert werden kann.

Eine weitere Herausforderung ist die Situation im Einsatz

• Die Betroffenen sprechen während des Einsatzes mit der PFS.

• Sie können mit Fragen zur Behandlung oder zur Bedienung der Maschine zusätzlichen Stress auslösen. Die Reaktion und Haltung der PFS muss professionell bleiben, um die Betroffenen nicht zu verunsichern und das Vertrauen zu halten.

All diese Anforderungen an die PFS können zu Selbstzweifel, Frustrationen oder Angst führen, die Einsätze nicht bewältigen zu können.

6.3 Anforderungen an die Pflegefachpersonen HF bei invasiver Heimbeatmung

Diese Liste ist aus dem Interview mit Frau L. zusammengefasst. Sie umschreibt die geforderten Handlungen von Seiten der Parahelp an die PFS.

• Die Beatmungsmaschine starten und stoppen

• Die Einzelheiten des Schlauchsystems kennen und den Schlauchwechsel vornehmen

• Hygienische Richtlinien einhalten und den Wechselintervall des Schlauchsystems beachten, auch wenn dies von den An- und Zugehörigen ausgeführt wird.

• Die transkutane Messung des Sauerstoffs im Blut am Finger mittels Fingerclip; das Gemessene auswerten und dementsprechende Massnahmen einleiten.

• Den Wert des Atemzugvolumens an der Maschine ablesen und bei Veränderungen dementsprechend handeln.

• Alarme interpretieren und entsprechend handeln können.

7. Auswertung des Fragebogens an die Pflegefachpersonen HF

7.1 Antworten der Bereichsleiter Pflege und Pflegefachpersonen HF

Der Fragebogen (FB) richtete sich an die PFS. Aus den Bemerkungen las die Autorin, dass der FB auch durch mehrere Bereichsleiter Pflege der Spitex(BLP) ausgefüllt worden war. Die Antworten der BLP werden miteinbezogen.

• Der FB wurde an neun Spitex Organisationen gesandt. Er wurde innerhalb von 33 Tagen von 23 BLP und PFS vollständig ausgefüllt.

Für die Auswertung sammelte die Autorin alle Antworten aus dem Fragebogen sowie die individuellen Bemerkungen zu den Fragen.

Einsätze bei invasiver Heimbeatmung: Vierzehn BLP und PFS gaben an, einen Einsatz bei invasiv Heimbeatmeten getätigt zu haben. Neun BLP und PFS hatten noch keinen solchen Einsatz.

7.2 Problematiken und Herausforderungen bei invasiver Heimbeatmung

Die Autorin verzichtet auf die prozentuale Auflistung aus dem FB, da diese keinen Einfluss auf die Antworten haben und die Auswertung leichter zu lesen ist.

Der FB mit allen Antworten und Prozentangaben ist im Anhang.

Problematiken aus der Sicht der BLP

• Die Herausforderung, ein Team zusammenzustellen, welches die Betreuung längerfristig übernehmen kann; besonders in der momentanen knappen Fachpersonallage.

• Fehlende Ressourcen im Team

• Die Sorge, wie lange ein Team eine solch hochkomplexe, pflegerische Situation aushält.

Problematiken aus der Sicht der PFS

• Sie äussern Angstgefühle, in den Behandlungen etwas zu falsch zu machen.

• Sie äussern Bedenken, dass sie den Anforderungen nicht gewachsen sind.

• Sie befürchten, dass sie eine ungenügende Ausbildung im Bereich der invasiven Heimbeatmung haben.

• Wie ist die soziale Situation, in der die Betroffenen sind?

• Wie ist die Akzeptanz der invasiven Heimbeatmung der Betroffenen?

• Wie ist die psychische Belastung der Betroffenen und deren An- und Zugehörigen?

Die invasive Heimbeatmung wurde mehrfach als eine komplexe, aufwändige und herausfordernde Pflegesituation beschrieben.

Genannte Unsicherheiten anhand der Antworten

• Die Handhabung des Beatmungsgerätes

• Das Ablesen der Atemzugsvolumenwerte am Beatmungsgerät

• Das Wechseln der Schläuche des Beatmungsgerätes

• Die Handhabung des Beatmungsbeutel

Genannte Sicherheiten anhand der Antworten

• Die Pflege eines Tracheostoma

• Das Cuffen / Entcuffen

• Die Handhabung eines Absauggerätes

• Die Sicherheit bei der pulmonalen Symptomverschlechterung

Genannte Hoffnungen der PFS

• Sie erhoffen sich eine Schulung im Voraus mit einer Fachperson der ParaHelp.

• Sie wünschen, dass beim Eintreffen der Betroffenen eine Fachperson der invasiven Heimbeatmung vor Ort ist und eine Einführung in die Behandlung gibt.

• Sie möchten nicht allein gelassen werden, bis sie die Sicherheit in der Behandlung erlangt haben.

• Sie wünschen sich eine Fachperson im Background zu haben.

• Vom Team erhoffen sie sich eine lösungsorientierte Kommunikation, damit Alle, zum Wohle aller Beteiligten, am gleichen Ziel arbeiten können.

Invasiv Heimbeatmete werden nie alleine zu Hause leben können. Die Betreuung und Pflege muss von mehreren An-und Zugehörigen oder Betreuenden übernommen werden. Diese Personen müssen unbedingt in die Pflege miteinbezogen werden. Sie übernehmen mit dem Klienten, der Klientin die Hauptverantwortung der Pflege und Behandlung.

„Aufgrund der fehlenden Zeitkapazitäten, fehlende 24h Angebote, kann eine Spitexorganisation nie die Hauptverantwortung bei der Betreuung invasiver Heimbeatmeter übernehmen" (Frau L.).

Was braucht es, aus Sicht der BLP und PFS, um Sicherheit zu erlangen

Anhand der Bemerkungen ist eine Offenheit gegenüber einer Instruktion eindeutig vorhanden. Die Sicherheit könnte dadurch erlangt werden.

• Die Situation des Klienten oder der Klientin vorgängig im Spital ansehen

• Genügend Vorlaufzeit, um ein Team aufzustellen, das den Fall übernehmen kann

• Aufgleisen einer Weiterbildung

• Die Parahelp soll von Anfang an dabei sein

• Eine Fachperson und ein Arzt sollen 24 Stunden erreichbar sein

- Notfallszenarien üben
- Pulmonale Veränderungszeichen in einem individuell erstellten Notfallplan notieren
- Ein Notfall Handbuch mit Kurzanleitungen oder Fotos zu den Geräten

Weiterbildungswünsche

Die Mehrheit der Befragten wünscht sich eine Kombination von Workshop und begleitetem Einsatz. Aus den Bemerkungen gingen verschiedene Möglichkeiten hervor:

- Eine Schulung der Geräte im Voraus
- Eine direkte Schulung vor Ort beim Klienten und Einsätze mit Begleitung
- Eine Schulung mit Einbezug von Notfallszenarien
- Der Wunsch des Erlernens der Heimbeatmung in einer Institution, die invasiv Heimbeatmete betreut
- Bei laufenden Einsätzen halb- oder jährliche Wiederholungsschulungen
- Atemübungen, um in einem Notfall oder in Stresssituationen, die eigene Ruhe zu bewahren

Die Ängste vor einem Einsatz mit invasiver Heimbeatmung sind in den Bemerkungen ersichtlich. Wie können die Ängste abgebaut werden und Sicherheit erlangt werden?

7.3 Fazits

Sicherheiten in der Betreuung von invasiven Heimbeatmeten sind bei den PFS durchaus vorhanden. Dies sind vor allem die pflegerischen Tätigkeiten, die keine oder wenige Schwierigkeiten verursachen. Das Team scheint anhand des FB keine Probleme zu verursachen, die Kommunikation scheint zu funktionieren. Verbesserungspotenzial und Unsicherheiten sind klar in der Bedienung der Geräte zu finden. Die Bereitschaft einer Schulung in diesem Bereich ist durchwegs vorhanden.

Die Autorin sieht die Notwendigkeit in der Schulung vor Beginn und der weiteren Begleitung der PFS während den ersten Einsätzen. Nur so kann die Sicherheit für alle Beteiligten gefördert und erhalten werden.

Ist sich die PFS sicher, wirkt sich dies auch auf die Betroffenen aus.

8. Empfehlungen zur Sicherheit bei invasiver Heimbeatmung

8.1 Die Empfehlung bei der Anmeldung:

> Erste Abklärungen sollen bereits bei der ersten Kontaktaufnahme erfolgen. So können bereits frühzeitig mögliche Problempunkte angesprochen und geklärt werden.

Grunderkrankung: ALS, Tumorerkrankungen, Tetraplegie etc.

Gibt es andere Erkrankungen?

Sprache: Welche Sprache wird mit dem Klienten oder der Klientin und dessen An- und Zugehörigen gesprochen?

→ Braucht es einen Übersetzungsdienst?

→ Wer übernimmt die Organisation und die Kosten?

→ Könnten die An- und Zugehörigen übersetzen?

Häufigkeit der gewünschten Einsätze: Einmal täglich, mehrmals täglich, zu welchen Zeiten werden die Einsätze gewünscht?

→ Hier zeigt sich bereits, ob ein solcher Einsatz mit den vorhandenen Personalressourcen machbar ist.

Soziales Umfeld: Familiäre Situation, An- und Zugehörige, wer ist für die Hauptverantwortung der Pflege zuständig?

→ Bei fehlender oder unklarer Unterstützung zu Hause, kann geklärt werden, ob das beiziehen von zusätzlicher Betreuung und Pflege durch Drittorganisationen nötig sein könnte und wer diese organisiert.

→ Sind andere Institutionen wie z. B: Krebsliga, ParaHelp miteinbezogen?

8.2 Die Empfehlung zum Angebot und den Möglichkeiten einer Spitex:

> Bei der ersten Anfrage über die Pflegemöglichkeiten und die Zeitfenster informieren.

Welche Unterstützungsformen der Spitex werden gewünscht?

Körperpflege, Behandlungspflege, Beratung der An- und Zugehörigen

→ Welche Kompetenzen braucht das Pflegepersonal?

→ Ist das Personal verfügbar?

Mögliche Zeitfenster der Spitex

Die Spitex kann dem Spitalpersonal oder der ParaHelp mögliche Einsatzzeiten angeben. Die Therapien werden auf die Einsatzzeiten der Spitex angepasst.

Zu klären ist:

→ Welche Massnahmen die An- und Zugehörigen, Betreuenden vor dem Einsatz der Spitex zu erledigen haben.

→ Das Team im Spital kann den Klienten oder die Klientin auf die Einsatzzeiten der Spitex eingewöhnen.

8.3 Die Empfehlung vor dem Spitalaustritt:

Hilfreich sind eine frühzeitige Aufgleisung der Bedarfsabklärung und das Kennenlernen der Fallführenden PFS und der Betroffenen.

Fallführung: Die BLP bestimmt mit dem Team zusammen eine PFS als erste Fallführende oder Bezugsperson. Eine zweite PFS wird als Vertretung während ihrer Abwesenheit bestimmt.

Rundtischgespräch: Dieses soll, wenn möglich, mit allen Betroffenen und beteiligten Betreuenden, zwei Wochen vor dem Austritt erfolgen.

8.4 Die Empfehlung zur Infrastruktur und Material:

Wichtig wäre eine Besichtigung der Wohnräume des Klienten oder der Klientin mit einem An- oder Zugehörigen vor dem Spitalaustritt.

→ Braucht es noch Anpassungen im Wohnbereich?
→ Hat es genügend Platz?
→ Wird ein Rollstuhl oder Rollator genutzt?
→ Gibt es für das Material der Geräte und der Pflegeutensilien einen Lagerungsort?

Achtung! Es gibt erfahrungsgemäss sehr viel Material, das zu Hause gelagert werden muss. Die Betroffenen unterschätzen dies meistens.

→ Braucht es Anpassungen im sanitären Bereich?
→ Braucht es noch Hilfsmittel, wie einen Toilettenstuhl oder eine mobile Badewanne?
→ Sind genügend Steckdosen, Verlängerungskabel vorhanden?
→ Hat es einen rollbaren Tisch/ Pflegetisch, eine Kommode, auf oder in dem das Pflegematerial einsatzbereit gelagert werden kann?
→ Sind Ersatz und mobile Geräte für den Sauerstoff, die Absaug- und Beatmungsmaschine vorhanden?
→ Ist das nötige Ersatz- und Gebrauchsmaterial für alle Maschinen bestellt oder schon geliefert worden?

→ Wer übernimmt die Verantwortung für die Bestellungen?

→ Sind ein Pflegebett und eventuell benötigte Lagerungskissen vorhanden?

Alles, was geklärt und bereits aufgegleist ist, bevor die Betroffenen zu Hause eintreffen, erleichtert den Start. Alles, was Stress auslösen kann, sollte vermieden werden.

Die Autorin ist der Meinung, dass eine FF PFS eine Verantwortung gegenüber den Betroffenen hat, auch wenn sie nicht die Hauptverantwortung der Pflege trägt. Sie soll einen Überblick behalten und wenn nötig das Gespräch mit den Betroffenen suchen, falls sie Unstimmigkeiten feststellt. Dies kann im sozialen wie im pflegerischen Bereich sein.

Durch die invasive Heimbeatmung ist nicht nur der Klient oder die Klientin betroffen, auch die An- und Zugehörigen brauchen Unterstützung. Gegenseitiges Vertrauen schafft schlussendlich eine gute Atmosphäre die zur Sicherheit beitragen kann.

8.5 Die Empfehlung zur Schulung:

> **Eine frühzeitige und eine jährlich wiederholte Schulung der PFS kann hilfreich sein.**

Grunderkrankung und das soziales Netzwerk der Betroffenen

• wird meistens durch die Fachperson der ParaHelp vorgestellt

Veränderungen der alltäglichen Lebensaktivitäten mit einem Tracheostoma

• Theoretisch, Lektüre oder im Austausch mit einem Betroffenen

Handhabung des Absaugens / Pflege des Tracheostoma/ Sekret Management/ Cuffen und Entcuffen der Trachealkanüle/ Schlauchsystem der Beatmungsmaschine und deren Wechsel/ Alarme der Beatmungsmaschine kennenlernen, interpretieren, daraus resultierende Handlungen üben/ Den Beatmungsbeutel zusammensetzen und dessen Handhabung üben/ Notfallszenarien gedanklich durchspielen und Handlungen an der Puppe üben

• Diese genannten Schulungen werden von der Fachperson der angeboten.

„Die zur Verfügung gestellte Zeit der Spitex sind meist ein paar Stunden. Um eine optimale Schulung durchzuführen bräuchte es mindestens einen ganzen Tag" (Frau L.).

Schulungen sollten jährlich wiederholt werden. So bleibt die Sicherheit konstant.

Atemübungen: Hierfür könnte eine Atemtherapeutin hilfreich sein, je nach Angebotsmöglichkeiten der Region und Möglichkeiten der Spitex.

8.6 Die Empfehlung zu einem Notfallblatt:

> Die Normwerte des Klienten, der Klientin sollen auf einem Notfallblatt notiert sein und was bei einer Veränderung der Werte zu tun ist. Auf dem Notfallblatt sollen die Telefonnummern der Gerätefirmen, der ParaHelp und des Arztes notiert sein.

• In Papierform kann ein solches beim Klienten oder der Klientin am Maschinengerätehalter oder an mehreren gut sichtbaren Orten in der Wohnung aufgehängt werden.

• Digital kann es im Patientendossier abgespeichert werden.

Es muss so abgelegt werden, dass es für **Alle** einsehbar ist.

Für die Geräte ist es kaum möglich, ein allgemeines Notfallhandlungsblatt zu erstellen, da es viele verschiedene Gerätemodelle gibt. Daher empfiehlt sich eher einen Film oder eine Fotoinstruktion während der Schulung zu erstellen.

8.7 Die Empfehlung am ersten Tag der Heimkehr:

> Mindestens zwei PFS gehen zum Klienten, zur Klientin heim, um der Instruktion der Geräte und dem ersten Einsatz mit einer Fachfrau der ParaHelp beizuwohnen.

Erfahrungsgemäss findet am ersten Tag der Heimkehr eine kurze Schulung mit den zuständigen Fachpersonen der Geräte bei den Betroffenen statt.

• Die begleiteten Einsätze sollten so lange durchgeführt werden, bis sich die PFS sicher in der Gesamthandlung fühlt.

8.8 Die Empfehlung zur Kommunikation:

> Wichtig wäre, dass sich das Team nach einer Woche austauscht, danach je nach Bedarf. Um eine für alle optimale Betreuung und Sicherheit zu gewährleisten, ist der Austausch mit allen Betroffenen nötig.

Kommunikation im Team: Die Gründe der Stressfaktoren sollen offen angesprochen und wahrgenommen werden können. In Fallbesprechungen und Teamsitzungen können gemeinsame Lösungen gefunden werden.

8.9 Die Empfehlungen zu den persönlichen Möglichkeiten:

> Es kann helfen einen aussenstehenden, psychologischen oder supervisorischen Dienst zuzuziehen.

Das Wahrnehmen und Ansprechen der eigenen Grenzen und die nötige Unterstützung einzufordern ist eine Hürde, die aus der Sicht der Autorin oft vergessen geht.

• Die zugezogenen Dienste können unterstützend wirken, indem eigene Fähigkeiten, eigene an sich selbst gestellte Ansprüche und die vom Betrieb gestellten Ansprüche zur Sprache kommen könnten. Soziale Probleme in den Einsätzen könnten besprochen werden, um damit besser umgehen zu können. Strategien zu sicherem Auftreten während den Einsätzen, sowie Entspannungsmöglichkeiten nach den Einsätzen, könnten eingeübt werden.

9. Schlussfolgerung und Aussicht

9.1 Schlussfolgerungen

„Die grösste Herausforderung war, Sicherheit zu erlangen",
schrieb eine PFS im Fragebogen. Nach allen Auswertungen des FB kam die Autorin zum Schluss, dass das Erlernen zur Sicherheit, bei technisch unterstützten Therapien, insbesondere bei einer invasiven Heimbeatmung, möglich ist. Es gibt keine Ablehnung der PFS und BLP für Weiterbildungen, sie werden gewünscht. Mit vorausschauender, frühzeitiger Abklärung und Planung von Weiterbildungen können viele Fragen geklärt und Unsicherheiten gelöst werden. Voraussetzung für ein Gelingen dieser hochkomplexen Einsätze, ist ein lösungsorientiertes Team. Diesem Team muss die Möglichkeit geboten werden, sich auszutauschen. Eigene Bedürfnisse sollen Platz haben und angesprochen werden können. Dies ist eine hohe Anforderung an das gesamte Team.

9.2 Aussichten

Die Zukunftsvision der Autorin ist, dass Fachpersonen, wie in der Palliative Care oder PFS, mit Erfahrungen, anderen PFS Unterstützung geben könnten; sei dies in einer anderen Spitex der Region oder in einem Alters- und Pflegeheim.

Ressourcen voneinander und miteinander nutzen

Weitere Forschungsgebiete wären:

• Die Möglichkeiten der 24h Betreuung in ländlichen Kantonen

• Pikettdienste und deren Finanzierung

Literatur

von Hintzenstern U., Bein T. (Hrsg.) 2019. Praxisbuch Beatmung 7. Auflage. Verlag: Elsevier GmbH.

Romero-Àvila P., 2020. Historische Entwicklung der mechanischen Beatmung: von der Antike bis zur Neuzeit, Druck auf Bestellung. Verlag: Unser Wissen.

Knipping C.,(Hrsg.) 2007. Lehrbuch Palliativ Care 2. Auflage. Verlag: Huber.

Gembala B., 2020. Nomenklatur der ausserklinischen Intensivpflege und Beatmung, Druck auf Bestellung. Verlag: Grin.

Lang H., (Hrsg.) 2017. Ausserklinische Beatmung: Basisqualifikation für die Pflege heimbeatmeter Menschen 1. Auflage. Verlag: Springer

Windisch W. Criée C., 2021. *Der Pneumologe* 18:1-2 Aktuelle Herausforderungen für die ausserklinische Beatmung. Verlag: Springer Medizin

Schmidt D., Zimmer M.,(Hrsg.) 2005. Chirurgie, Orthopädie, Urologie 2. Auflage. Verlag: Elsevier

Anhänge

Anhängeverzeichnis

- Interview mit Frau L.

- Patientenverfügung

- Fragebogen an die PFS

Interview mit Frau L., Respiratory Therapist, ParaHelp

Invasive Beatmung und Palliative Care? Passt dies zusammen? Das eine schliesst das andere nicht aus. Viele palliative Klienten und Klientinnen werden auf ihren Wunsch hin noch invasiv Beatmet.

Wie viele Klienten werden zu Hause invasiv Beatmet und von der ParaHelp betreut? Im 2022 waren es 62 Klienten und Klientinnen, die von der ParaHelp betreut wurden. Davon leben 56 zu Hause, die anderen in Pflegeinstitutionen, diese betreue ich ebenfalls. Jedoch werden auch von anderen Spitälern invasiv Heimbeatmete entlassen und weiter betreut. Diese Anzahl ist nicht bekannt.

Wie häufig wird eine Spitex Organisation einbezogen? Viele Klienten beziehen am Anfang eine Spitexleistung, wenn jedoch der Wechsel des Personals sehr häufig ist, wechseln die Klienten häufig zu privat Betreuern. Häufiger Wechsel des Personals sei für die Betroffenen sehr mühselig, da sie immer wieder die pflegerischen Handlungen erklären müssten.

Welches sind die grössten Herausforderungen bei der Betreuung? Betroffene mit invasiver Beatmung sind immer in hochkomplexen Situationen. Die Situation ist für den Klienten oder die Klientin selber mit vielen Ängsten verbunden, denn er ist dem Umfeld hilflos ausgeliefert. Das Umfeld, das ihn betreut, steht unter einem enormen Druck, dass die Pflege gewährleistet werden kann. Fast alle, die zu Hause nicht weiter betreut werden können, sind an den Ängsten, der Unsicherheit oder der sozialen Umgebung gescheitert. Bei einer Spitex Organisation empfiehlt Frau L. auch die Hilfestellung durch eine Supervision anzunehmen. Wichtig erscheinen ihr auch Richtlinien, z.B. Einsatzzeiten festhalten.

Wo werden diese Klienten weiterbetreut? Unter anderem nimmt die Pflegi Baar, Abteilung Atrium, invasiv Heimbeatmete auf oder sie kommen in ein Akutspital bis andere Lösungen gesichert sind. Pflegeheime sind oft überfordert mit der Situation der invasiven Heimbeatmeten. Es gibt verschiedene Pflegeinstitutionen, welche Beatmete aufnehmen können. Diese sind auch gut geschult. Leider befinden sie sich nicht immer im Wohnkanton. In meinen Augen gibt es genügend Heimplätze. Schwierig ist aber die Finanzierung, wenn der Klient oder die Klientin ausser Kantonal verlegt wird.

Gibt es Kompetenzanforderungen an das Betreuungspersonal, sei es Spitex oder Privat. Welche Schulungen werden angeboten? Es gibt im Schweizer Paraplegiker-zentrum Weiterbildungen zum Thema Beatmung. Ebenfalls kann über die ParaHelp eine individuelle Schulung auf die Bedürfnisse der Spitex angeboten werden. Die Kompetenzen können so erweitert werden. Sehr wichtig jedoch ist, dass die Person, die geschult werden soll, nicht überfordert wird. Sie soll die Kompetenzerweiterung aus freiem Willen machen können. Die Einsätze beim Klienten oder der Klientin werden begleitet, bis die Person Sicherheit erlangt hat. Dann muss die Spitex oder die Pflegeinstitution die neuen Kompetenzen prüfen und es in dem Stellenbeschrieb des Mitarbeiters anpassen.

Für wen eignen sich die Schulungen? Geschult werden, Angehörige, Lehrer, Betreuer Sozialarbeiter, oder auch HF und FaGe. Diese Schulung reicht jedoch nicht aus. Die Handhabungen mit einem Beatmungsgerät und der Absaugmaschine müssen immer wieder geübt werden. Der Vorschlag von der ParaHelp ist, mindestens eine jährliche Übung zu machen oder bei Unsicherheiten häufiger. Die Schulung kann von einem erfahrenen Mitarbeiter oder durch die ParaHelp erfolgen. Schulungen können auch auf die Klienten, via Krankenkasse, abgerechnet werden, wenn es sich um Klienten spezifische Probleme handelt. Die ParaHelp kann Einsätze begleiten und Hilfestellungen geben. Die Kommunikation zwischen der Organisation und der ParaHelp ist wichtig. So können Probleme frühzeitig angegangen werden.

Vorbereitung eines Austritts Die betreffende Spitex kann dem Team der ParaHelp mitteilen, wann die Einsatzzeiten möglich sind, damit wird der Klient oder die Klientin bereits in der Klinik auf diese Zeiten „eingewöhnt". So sollte er, wenn er zu Hause ist, sich bereits auf die angegebenen Zeiten eingestellt haben. Ein invasiv Beatmeter ist komplett auf Hilfe angewiesen, was zu Ängsten und Verunsicherungen führen kann.

Notfallprozedere Es kann/ soll ein Notfallblatt erstellt werden, mit den wichtigsten Telefonnummern. Auf einem weiteren können die wichtigsten Vitalparameter ersichtlich sein, die der Klient im Normalfall hat. Wenn zum Beispiel der Klient oder die Klientin Atemnot angibt, und die Betreuende an der Maschine nachsehen kann, ob er genug Atemvolumen hat und die O2 Messung in seiner Norm ist, kann er verbal beruhigt werden. Ängste spielen eine zentrale Rolle bei invasiv Beatmeten.

Welche Handlungen muss eine Spitex erfüllen können? Die Beatmungsmaschine starten und stoppen. Die Schläuche der Beatmungsmaschine wechseln. Die Einzelheiten des Schlauchsystems kennen. Den Wert des Atemzugvolumens an der Maschine ablesen. Hygienische Richtlinien einhalten und Wechselintervall des Schlauchsystems beachten. Den Wert des Sauerstoffgehalts am Finger messen und auswerten. Alarme vom Beatmungsgerät interpretieren. Das weitere Vorgehen bei Veränderungen soll auf einem Notfallblatt notiert sein. Wichtig zu wissen ist, dass die Spitex nie die Hauptverantwortung übernehmen kann.

End of life und Beatmung? Bevor eine invasive Beatmung begonnen wird, sollte der Klient oder die Klientin über das Beenden der Beatmung aufgeklärt werden. Er kann eine Beatmung auch ablehnen. Eine Beatmung ist eine Therapie, der Klient oder die Klientin hat das Recht die Therapie abzubrechen. In einem solchen Fall oder bei End of life, kommt der Klient oder die Klientin, wenn gewünscht, in die Klinik. Er oder Sie wird medikamentös sediert und erhält Schmerzmittel. Morphium oder Morphium Derivate, welche potenter sind. Die Beatmung wird langsam zurückgefahren. So kommt der Klient oder die Klientin, in eine CO_2 Narkose und schläft in den Tod hinüber. Bei zu schneller Beendigung der Beatmung und /oder zu wenig Sedierung kann es grosse Angst und Panikzustände hervorrufen. Sehr hilfreich ist eine klar definierte Patientenverfügung. Denn in keiner der üblichen Patientenverfügungen steht, ob eine Beatmung weitergeführt werden soll oder nicht.

Herzlichen Dank für das Gespräch.

Invasive Beatmung im Home Setting

44	23	0	21	52,3%
Insgesamt Besuche	Fertige Antworten	Unvollendete Antworten	Nur gezeigt	Insgesamt Abschlussquote

26. Januar 2023 – 28. Februar 2023

1. Sie erhalten eine Anmeldung für den Einsatz bei einem invasiv beatmeten Klienten. Welche Gedanken kommen Ihnen bei dieser Anmeldung?

- Bin ich wohl geschult um diesen Klienten fachgerecht zu versorgen und zu pflegen
- Das ist wird eine sehr anspruchsvolle Betreuung! Ist das wirklich zu Hause machbar?
- Das wird arbeitsintensiv und herausfordernd. Bin ich dem gewachsen? Wer unterstützt?
- Ewig nicht mehr gemacht, betreut. Hoffentlich bekomme ich gute Instruktionen
- Gefühle der Unsicherheit
- Genügend Personelle Ressourcen Schulung nötig für Personal
- Genügend Vorbereitungszeit ist wichtig. Fachpersonen wie z. B APN's, ParaHelp von Anfang an dabei sein, damit ausführende Pflegende guten Background haben
- Habe ich genug Personal? Können wir das fachlich? Wie lange werden die Mitarbeitenden das aushalten?
- Herausfordernde, jedoch interessante Situation
- Herausforderung. Kann ich das? Ist Spitex ausreichend? Wie bereite ich mich für den Einsatz vor?
- Ich bin nicht ausgebildet für Beatmete. Angst etwas falsch zu machen, Zeit die wir nicht haben.
- Ist Kunde bewusst? Wie hat er ihrer Zustand akzeptiert/Psychisch zustand? Wie sieht die Familie die Situation?
- Kann ich das?
- Komplexe Situation
- Da erwartet uns eine Herausforderung -Sind wir dem gewachsen? Ich habe keine Erfahrung
- Das wird aufwändig und anstrengend!
- Schulung, wie sieht wohl das Umfeld des Klienten aus?
- Unsicherheit, haben wir als Spitex die Kapazität und die Ressourcen so einen Kunden zu übernehmen. Wie sieht es finanziell aus?
- Unsicherheit, können wir den Pflegeaufwand bewältigen?
- Wie kann ich den Klienten und seine Angehörigen kompetent unterstützen. Was brauche ich noch, damit ich genügend Sicherheit habe?
- Wie lautet die Diagnose? Wieviel und welche Unterstützung braucht er? Braucht das Personal eine Weiterbildung?
- Wie und durch wen werden 24h abgedeckt Was für fachliche Ressourcen haben wir im Team?
- Wir brauchen genügend Vorlaufzeit. Wir müssen planen, wer den Patienten übernimmt, und dieses Team gut schulen und vorbereiten.

- Wir brauchen eine gut qualifizierte Person, welche die Prozessführung übernimmt. Es kommt darauf an, wie gut die pflegenden Angehörigen mit der Belastung umgehen können, und wie gut der Klient sozial eingebettet ist, ob es gehen wird.

2. Der Klient hat ALS (als Beispiel) Kann eine invasive Beatmung aus Ihrer Sicht als eine Palliative Therapie bezeichnet werden?

ANTWORT	ANTWORTEN	VERHÄLTNIS
Ja	17	73,9%
Vielleicht	3	13,0%
Nein	4	17,4%
Bemerkungen	1	4,3%

3. Könnten Sie mir zustimmen, dass mit der invasiven Beatmung die Lebensqualität verbessert werden kann?

ANTWORT	ANTWORTEN	VERHÄLTNIS
Ja	13	56,5%
Vielleicht	8	34,8%
Nein	2	8,7%
Bemerkungen	2	8,7%

4. Wie sicher fühlen Sie sich, als Spitex Pflegefachperson (SPF), in der Handhabung mit einem invasiven Beatmungsgerät?

ANTWORT	ANTWORTEN	VERHÄLTNIS
Sicher	6	26,1%
weniger Sicher	8	34,8%
Unsicher	11	47,8%
Bemerkungen	8	34,8%

5. Wie sicher fühlen Sie sich in der Handhabung des Absauggerätes?

ANTWORT	ANTWORTEN	VERHÄLTNIS
Sicher	14	60,9%
weniger Sicher	6	26,1%
Unsicher	4	17,4%
Bemerkungen	4	17,4%

6. Wie sicher fühlen Sie sich als SPF bei der Pflege des Tracheostoma?

ANTWORT	ANTWORTEN	VERHÄLTNIS
Sicher	16	69,6%
weniger Sicher	6	26,1%
Unsicher	2	8,7%
Bemerkungen	3	13,0%

7. Wie sicher sind sie als SPF in der Handhabung des Beatmungsbeutels?

ANTWORT	ANTWORTEN	VERHÄLTNIS
Sicher	5	21,7%
weniger Sicher	11	47,8%
Unsicher	7	30,4%
Bemerkungen	4	17,4%

8. Wie sicher fühlen sie sich als SPF in der Handhabung mit dem Cuffen/ Entcuffen der Trachealkanüle?

ANTWORT	ANTWORTEN	VERHÄLTNIS
Sicher	12	52,2%
weniger Sicher	8	34,8%

Unsicher	4	17,4%
Bemerkungen	5	21,7%

9. Wie sicher fühlen sie sich als SPF beim Wechseln der Schläuche des Beatmungs-gerätes?

ANTWORT	ANTWORTEN	VERHÄLTNIS
Sicher	5	21,7%
weniger Sicher	7	30,4%
Unsicher	11	47,8%
Andere	5	21,7%

10. Wie sicher fühlen sie sich als SPF beim Ablesen und interpretieren der Werte am Beatmungsgerät?

ANTWORT	ANTWORTEN	VERHÄLTNIS
Sicher	1	4,3%
weniger Sicher	9	39,1%
Unsicher	13	56,5%
Bemerkungen	2	8,7%

11. Wie sicher fühlen Sie sich als SPF beim Erkennen von körperlichen Symptomen einer pulmonalen Verschlechterung?

ANTWORT	ANTWORTEN	VERHÄLTNIS
Sicher	16	69,6%
weniger Sicher	3	13,0%
Unsicher	3	13,0%
Bemerkungen	2	8,7%

12. Eine Weiterbildung in all den gefragten Bereichen würde geplant werden. Diese könnte zum Beispiel als Workshop oder begleiteter Einsatz beim Klienten erfolgen. Welche Form bevorzugen Sie?

ANTWORT	ANTWORTEN	VERHÄLTNIS
begleiteter Einsatz	4	17,4%
Workshop und begleiteter Einsatz	19	82,6%
Weitere Ideen?	1	4,3%

13. Würde Ihnen in einem Notfall ein Handbuch mit Anleitungen zur Bedienung der Geräte Sicherheit geben?

ANTWORT	ANTWORTEN	VERHÄLTNIS
Ja	18	78,3%
Nein	4	17,4%
Andere Ideen?	7	30,4%

14. Würde es Ihnen als SPF Sicherheit geben die Symptome einer pulmonalen Verschlechterung in einem Notfallhandbuch aufgelistet zu haben?

ANTWORT	ANTWORTEN	VERHÄLTNIS
Ja	21	91,3%
Nein	2	8,7%
Andere Ideen?	1	4,3%

15. In welcher Form würden Sie sich ein solches Handbuch wünschen?

ANTWORT	ANTWORTEN	VERHÄLTNIS
Digital auf dem Tablett	4	17,4%
in Papierform/ Ordner	2	8,7%
Digital auf dem Tablett und Papier	18	78,3%
Weitere Ideen?	4	17,4%

16. Wäre es Hilfreich, wenn Notfallnummern der beteiligten Institutionen in diesem Notfallhandbuch hinterlegt wären?

ANTWORT	ANTWORTEN	VERHÄLTNIS
Ja	23	100,0%
Bemerkungen	1	4,3%

17. Eine Notfallsituation kann emotional belastend werden. Würde Ihnen persönlich eine Anleitung für Atemübungen hilfreich erscheinen?

ANTWORT	ANTWORTEN	VERHÄLTNIS
Ja	14	60,9%
Nein	6	26,1%
Bemerkungen	4	17,4%

18. Hatten Sie bereits Einsätze bei einem invasiv beatmeten Klienten?

ANTWORT	ANTWORTEN	VERHÄLTNIS
Ja	14	60,9%
Nein	9	39,1%

19. Welches war die grösste Herausforderung, wenn Sie bereits Einsätze hatten?

ANTWORT	ANTWORTEN	VERHÄLTNIS
Kommunikation mit den Betroffenen	7	30,4%
Kommunikation im Team	0	0,0%
Das soziale Umfeld des Klienten	5	21,7%
Die Grunderkrankung des Klienten	5	21,7%
Das gesamte Packet der oben genannten Punkte	4	17,4%
Weitere Punkte?	9	39,1%

20. Haben Sie eigene Ideen, Wünsche was Ihnen helfen könnte, Sicherheit bei einem Einsatz mit invasiver Beatmung zu erlangen?

- Bei Bedarf Einsätze zu zweit, bis Sicherheit erlangt ist. Nachfolge Schulung, geplantes Notfallszenario
- Die erste Frage die ich mir stelle, können wir das in unserer Personalknappheit langfristig überhaupt stemmen? Wie belastend ist dies für unser Fachpersonal auf die Länge? Was ist mit den Nächten? Was ist wenn der Cuff Druck nicht stimmt? Wer ist zuständig nachts, wenn ein NF ist? Interessant und gut gemeint ist es auf jeden Fall! Ich habe solche KL im USZ auf der Station betreut und es als recht intensiv erlebt. In der Spitex nicht und hätte auch die Kapazitäten nicht!
- Erst Schulung wenn Pat. zu Hause ist, Sicherheit geht schnell verloren, wenn erst 1-2 Jahre ein sollen Pat. betreut werden muss.
- Gute Schulung mit anschliessendem Üben würde mir am meisten Unterstützung geben. Austausch im Team
- Gute Vorbereitung, bevor der Pat. zu Hause ist, die richtigen Fachpersonen im Boot/Background zu haben ist das a und o
- Je mehr Klienten so zu Hause sind umso mehr erlangt man an Erfahrung für den Umgang und dadurch Sicherheit und eine gewisse Routine
- Kontinuität bei der Pflege - Bezugspflege Austausch im Team, Arzt im Hintergrund erreichbar?
- Mehrmals in ES geplant werden Kunde gut kennen Ruhe bewahren gute Atmosphäre mit Kunde und Angehörige
- Nicht "allein" gelassen zu werden bis man sich sicher fühlt.
- Oben wurde alles Relevante genannt
- Offen sein, alles ist Lernbar. Tun bringt Sicherheit
- Regelmässige Schulungen, Coachings durch eine Expertin, 24-h Ansprechpersonen bei Notfällen.
- Spezialisierte Fachperson die das Personal vor Ort schult
- Tandem Einsätze, Einsatz in einer Institution mit invasiver Beatmung
- Wenn man als Spitexbetrieb regelmässig solche genannten Klienten betreut: -jährliche Schulung, Einführungsschulung für neue Mitarbeiter
- Wenn wir eine solche Anmeldung hätten, würde ich mir wünschen ins Spital zu gehen und die Situation anzuschauen und die Geräte kennen zu lernen. Eine Ansprechperson zu haben, die 24 Stunden da ist, wenn es Probleme gibt. Wiederholte Auffrischung Austausch und WB

Patientenverfügung

Name..**Vorname**....................................

Diese Patientenverfügung wurde von mir zusammen mit meinem

Hausarzt.............................. und.. von ParaHelp oder .... und

.... eingehend besprochen und entspricht meinem Willen.

Über den möglichen Verlauf meiner Krankheit bin ich vollumfänglich informiert. Sollte ich ausserstande sein, meinen Willen zu äussern, so verfüge ich, im Vollbesitz meiner geistigen Kräfte und nach reiflicher Überlegung im Voraus:

Atmung / Palliative Sedierung und Beatmungstherapieabbruch:

Wenn sich mein Krankheitszustand weiter verschlechtert und ich auf keine Art mehr Kommunizieren kann, so will ich, dass die künstliche Beatmung schrittweise reduziert wird. Ich möchte, dass mein Arzt mit mir und meiner Vertrauensperson das Vorgehen bespricht und die ausreichende Gabe von Medikamenten gegen Angst, Atemnot, Unruhe und Schmerzen gewährleistet ist.

Meinem Hausarzt und wenn nötig Fachpersonen von Parahelp gebe ich die Erlaubnis für die schrittweisen Reduktionen des Beatmungsgerätes.

Reanimation: nein Ich bitte darum bei einem Herz-oder Atemstillstand jegliche Wiederbelebungsmassnahmen zu unterlassen.

PEG-Sonde: Ich wünsche keine Ernährung über die PEG Sonde, auch im Falle nicht mehr genügend Essen zu mir nehmen zu können. Wenn ich nicht mehr Kommunizieren kann, möchte ich auch keine Flüssigkeit über die PEG Sonde.

Medikation: Antibiotikaeinsatz Antibiotika nur dann einsetzen, wenn mir dadurch Erleichterung verschafft werden kann, nicht aber zur Lebensverlängerung.

Kommunikation: Wenn nötig, entsprechende Hilfsmittel einsetzen. Kommunikationsgerät, Sprechtafeln. Wichtig ist mir, dass ich mich melden kann, (Rufsystem).

Wenn meine Kommunikation massiv eingeschränkt ist und ich nur noch mit z.B. Augenbewegungen Fragen beantworten kann, möchte ich, dass man mich immer wieder fragt, ob ich die Beatmungstherapie noch möchte. Ich bitte darum, alle Entscheidungen mit mir und meinen Angehörigen zu besprechen.

Zustimmung zum Beatmungstherapieabbruch: Wenn ich einen Abbruch der Therapie wünsche und dies nur noch mit eingeschränkter Kommunikation mitteilen kann (z.B. Augenbewegungen, Fingerbewegungen oder Mundbewegungen), dann bitte sicherstellen, dass meine Zustimmung nicht einfach aus Versehen oder durch Spastik geschieht. Deshalb das Zeichen 3-4 wiederholen.

Kontaktpersonen:

....

Ort / Datum   Unterschrift des Patienten

Zeugen:

Name Vorname Datum   Unterschrift

Name Vorname Datum   Unterschrift